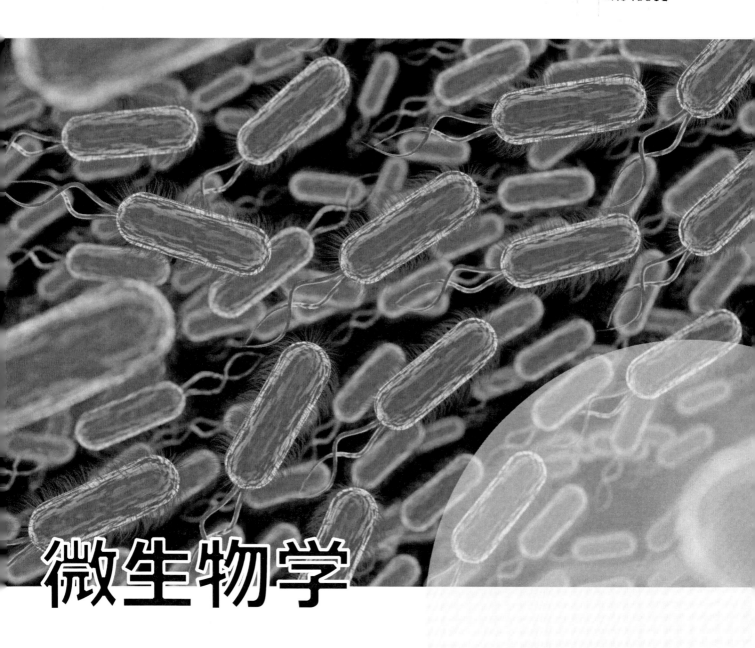

微生物学

彭 徳子 著

微生物学

目次

1. 微生物のあらまし ... 1

2. 微生物の種類 ... 2

3. 微生物と人の関係 ... 3

4. 微生物の感染方法 ... 4

5. 細菌とウイルスの違い ... 5

6. 細菌の構造と機能 ... 6

7. 細菌の栄養と代謝 ... 7

8. 微生物の増殖 ... 8

9. 検査(菌の同定) ... 9

10. 生育と環境因子 ... 11

11. ウイルスの性状と病原性 ... 13

12. 主要なウイルス ... 15

13. 細菌各論 ... 17

14. 免疫のしくみ ... 40

15. 無菌操作　滅菌と消毒 ... 55

1.微生物のあらまし

微生物と人間

・病原性のあるもの,常在菌,有益に働く物(生産)

微生物学の歩み

・ミアズマ説

・レーベンフック　発見

・パスツール　白鳥のビン

・コッホ　菌の種類

・ジェンナー　予防接種

・ウイルスの発見　細菌ろ過器

2.微生物の種類

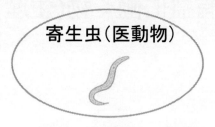

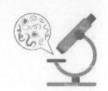

原虫＞真菌＞細菌＞リケッチア・クラミジア＞ウイルス

カビ、酵母

サイズ
1μm（マイクロメートル）
=1/1000mm

1nm（ナノメートル）
=1/1000μm

配列
グラム陽性、陰性
球菌、桿菌、その他

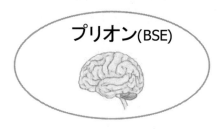

3.微生物と人の関係

寄生体 ⇔ **宿主**
微生物　感染　ヒト・動物

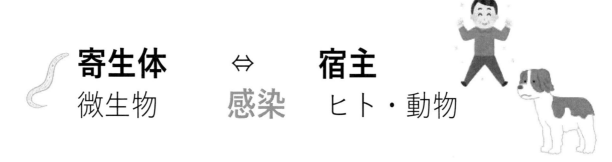

基本的には、微生物の量や毒力だけでは感染は成立しません！

宿主の生理的条件とのバランスで決まります！

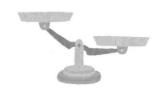

4.微生物の感染方法

感染源　→　感染経路　→　侵入門戸
　　　　　　水平感染（横の感染）
　　　　　　経口感染（水、食物）
排泄物など　飛沫感染　　　　　　　　粘膜
　　　　　　空気感染
　　　　　　接触感染
　　　　　　昆虫感染
　　　　　　垂直感染（縦の感染）
　　　　　　（胎盤、産道、母乳）

*微生物の種類によって全て決まっています。

5.細菌とウイルスの違い

・真核生物（真菌、原虫、植物、動物、藻類）

・原核生物（細菌・古細菌）ペプチドグリカン

・ウイルス　核酸 DNA または RNA

6.細菌の構造と機能

・細胞壁（ペプチドグリカン）

・細胞膜

・細胞質

・芽胞　熱抵抗性

・鞭毛　足　H抗原

・線毛　手

・莢膜　よろいかぶと　K抗原

・O抗原　外膜（O多糖）

→グラム陰性菌のみ

7.細菌の栄養と代謝

- 環境

- 培地　培養

- 二分裂増殖

- 環境の変化への適応　heat shock protein

- 遺伝　染色体　プラスミド

- 変異

- 常在細菌叢

8.微生物の増殖

・培養　目的の菌を人工的に増殖させる

・培地　そのために、細菌の必要な栄養素と

環境が整ったもの

生育曲線　２分裂増殖

9.検査(菌の同定)

①器具

白金耳、クリーンベンチ、振とう機、シャーレ

②鑑別培地

腸内細菌鑑用BTB（pH指示薬）乳糖寒天培地

腸内細菌科の中の大腸菌群を選別

大腸菌群(乳糖分解)は黄色いコロニー

赤痢菌(非分解)は青いコロニー

レンサ球菌用血液寒天培地

緑の溶血環（α溶血）

透明の溶血環（β溶血）

③細菌数

定量

コロニー（菌の集落）を数える。

懸濁液の濃度を測る。

④培養法

微好気性菌(酸素5％)ろうそく培養法

⑤染色

グラム染色

細菌は必ずグラム陽性菌か陰性菌のどちらかに分かれる。構造の違いから染め分けられる。

染色法の主な手順
　塗末⇒乾燥⇒固定（火炎固定）⇒染色⇒水洗⇒乾燥⇒鏡検

単染色：細菌の形態、配列を見る
　主にレフレルのメチレン青液（核は青色に濃く染まる、細胞質は薄く染まる）
　石炭酸フクシンの場合、細菌は赤く染まる

グラム染色：ハッカー変法、コペロフービルマンの変法
　前染色⇒媒染⇒水洗⇒脱色⇒後染色

グラム陽性菌、陰性菌の一覧

形状	グラム陽性	グラム陰性
球菌	ブドウ球菌、レンサ球菌 肺炎球菌、腸球菌 大多数の球菌	ナイセリア（淋菌、髄膜炎菌など） ブランハメラ・カタラリス
桿菌	有芽胞菌（破傷風菌、ガス壊疽菌、 ウェルッシュ菌等のクロストリジウム、バシラス） 無芽胞菌（ジフテリア菌、結核菌、抗酸菌 放線菌、ノカルジアなど）	大多数の桿菌 腸内細菌 ブドウ糖非発酵グラム陰性桿菌 ヘモフィルス、百日咳、バクテロイデス等
その他	真菌	原虫 スピロヘータ （組織、白血球）

その他の染色
　抗酸性染色（チール・ネルゼン法）
　　前染色（加温染色）⇒脱色（3％HClアルコール）⇒後染色（レフレルのメチレン青）⇒水洗⇒乾燥⇒鏡検
　チールの石炭酸フクシン
　結果：抗酸菌⇒赤色、その他の菌⇒青色
その他の抗酸性染色
　チール・ガベット法
　蛍光染色法（オーラミンO、ローダミンB）と結合し、紫外線下で蛍光を発する⇒蛍光顕微鏡で観察

10.生育と環境因子

①温度

至適温度　発育域　加熱で死滅

中温菌（３７℃）、低温菌、高温菌

②光線

紫外線で殺菌

③圧力

④酸素

ヒトと違い、嫌気性と好気性菌がある。

偏性嫌気性→通性にスイッチ

⑤pH

人の体液と同じ

pH7.4 中性～弱アルカリ

例外あり。酸やアルカリに耐性のもある。

⑥水分と浸透圧

細胞の形状を保持するため、塩濃度も重要

水分活性（自由に使える水）

⑦生物的因子

栄養　有機（C,H,O)タンパク+N　無機

光合成が必要な菌もある。

11.ウイルスの性状と病原性

ウイルスの特徴

小さい。nm電子顕微鏡で観察
生きた動物の細胞内に寄生
核酸はDNA,RNAどちらか一方ない
抗生物質が効かない
エクリプス（暗黒期）がある
　→これは、人間には潜伏期にあたる
*冬に流行するインフルエンザを思い出して！

- DNA or RNA
- らせん　または　正二十面体
- エンベロープ（封筒）
- 不顕性感染（感染性しているのに、臨床症状がない）が多い

・潜伏感染（ヘルペス）

・遅発性発症（SSPE　麻疹（はしか））

・逆転写酵素（HIV　レトロ）

・コロナ(SARS、MERS、新型コロナウイルス)

・抗原変異が頻繁（インフルエンザ）

H；ヘマグルチニン　N；ノイラミニダーゼ

・欠陥・欠損ウイルス

D型肝炎ウイルス

B型肝炎の重症化、劇症化のためだけにいる

・型番によって病気が違う(アデノウイルス)

51型ある。40.41　腸管アデノウイルス

12.主要なウイルス

DNAウイルス

ワクチニアウイルス.EBウイルス.サイトメガロウイルス.アデノウイルス.ヘルペスⅠ型.ヘルペスⅡ型.ポリオーマ.B型肝炎ウイルス

RNAウイルス

RS.麻疹.狂犬病.パラインフルエンザ.インフルエンザ.日本脳炎.風疹.ロタウイルス.A型肝炎.コロナ.LCM.ポリオ.アデノウイルス

臓器親和性による分類

呼吸器

パラインフルエンザ.アデノ.インフルエンザ.コロナ.RS.

神経

ヘルペス.ポリオ.ムンプス.狂犬病.日本脳炎.LCM

消化器

ロタウイルス.アデノウイルス

肝臓

B型肝炎.A型肝炎

皮膚と粘膜

ヘルペス1型,2型.ワクチニア

13.細菌各論

A．グラム陽性球菌

1．ブドウ球菌（スタフィロコッカス属）
- 直径１μm・ブドウの房状の配列・莢膜（まれにある）、芽胞、鞭毛なし
- 普通寒天培地，ブイヨンによくはえる
- 血液寒天培地によくはえ、集落の周囲に［溶血］をおこす
- ７～１５％の[食塩中]でもよく増殖

黄色ブドウ球菌
- [コアグラーゼ]（血漿凝固物質）産生
- [マンニット]分解・多くは寒天培地状で黄色
- プロテインＡ（抗貪食作用物質）を持っているものもある。

病原性

化膿性の皮膚疾患

菌体外毒素

溶血毒…スタフィロリジン

食中毒…[エンテロトキシン]（[耐熱性]の腸管毒）を分泌

※加熱でも毒素を壊せない、食後３～６時間で発症、翌日にはおさまる。

近年、スーパー抗原（Ｔリンパ球を活性化する）として注目されている

ブドウ球菌性熱傷様皮膚症候群［ＳＳＳＳ］

表皮剥離性皮膚炎…[エクソホリアチン]（表皮剥離毒素）

トキシックショック症候群毒素（ＴＳＳＴ）…月経時タンポンからの感染例

発熱、嘔吐、下痢、猩紅熱様発疹をおこす、スーパー抗原として作用する

日和見感染…腸炎：抗生物質を長期投与による［菌交代症］、小児に多い

［ＭＲＳＡ］（メチシリン耐性黄色ブドウ球菌）

mec遺伝子によるPBP2'の発現によりメチシリンをはじめ、多剤耐性に

現在のところ［バンコマイシン］が有効

2．レンサ球菌（ストレプトコッカス）

- 直径１μm・連鎖状の配列
- 莢膜（まれにある）、鞭毛（まれにある）、芽胞なし
- [血液]寒天培地にはえる（普通の培地には生えない）。
- 病原性のあるものは[溶血]性
- [ランスフィールドの抗原分析]によりA～V（Ⅰ、Jを除く）に分類

溶血性レンサ球菌（溶レン菌）

 [β]型溶血環（透明）を作る。

 溶血毒（溶血素、ヘモリジン）ストレプトリジンO，S

 ※感染により、[ストレプトリジンO抗体価]（ＡＳＯ，ＡＳＬＯ）上昇

発赤毒（[ディック]毒素）

 [猩紅熱]を起こす、スーパー抗原として作用

 ※感染により、[ディック]反応陽性

 発赤にディック毒素に対する抗血清を注射：[シュルツシャルトン消退現象]

病原性

 化膿性疾患（皮膚、中耳、リンパ節、骨髄、咽頭、扁桃、気管支炎、産褥熱、敗血症）

 丹毒、リウマチ熱、急性腎炎

 [猩紅熱]（これだけは病後免疫がある。）発熱、咽頭発赤、皮膚の落屑

 S.agalactiaeは、新生児の髄膜炎の原因に（産道に常在）

緑色レンサ球菌（緑レン菌）

 [α]型溶血環（緑褐色）を作る。

 口腔内に常在

 病原性（弱い）

 亜急性心内膜炎

 [齲歯]の原因（ミュータンス菌）

3．肺炎球菌

- 双球菌状、ランセット型・鞭毛、芽胞無し
- 緑色溶血環・イヌリン分解・胆汁で溶菌
- 莢膜抗原で８２型まで分類：ノイフェルトの[莢膜膨化試験]
- 細胞表面にＣ物質（多糖体）：[ＣＲＰ]（Ｃ反応性蛋白質）が感染の指標となる
- 大葉性肺炎、気管支炎、膿胸、中耳炎、髄膜炎、乳様突起炎

4．腸球菌属

・Ｄ群ストレプトコッカスから独立

・腸管に常在・尿路感染の原因になる

5．嫌気性グラム陽性球菌

ペプトコッカス、ペプトストレプトコッカス

B．グラム陰性球菌および球桿菌

1．淋菌（ゴノコッカス）

・直径 0.5～1μm・そらまめ型、双球菌状の配列・莢膜、芽胞、鞭毛なし

・ＧＣ培地、[サイヤー-マーチン]培地にはえる（普通の培地には生えない）

・[ロウソク]培養法（ＣＯ2）・低温、乾燥等、抵抗力が弱い

・病巣からの膿に多核白血球に貪食された菌が見られる

・細胞壁のプロテインⅡにより細胞に付着

・ＩｇＡプロテアーゼ分泌

病原性

淋疾　男性　尿道、前立腺、精巣上体（副睾丸）の炎症

女性　膣、子宮内膜、卵管、卵巣の炎症、不妊症

異常性交による咽頭炎、直腸炎

菌が血流中に入ると、関節炎、髄膜炎

新生児淋菌性結膜炎（膿漏眼）

※新生児には、[クレーデ]の点眼（１～２％硝酸銀液、アクロマイシンオイル）

＊急性期の治療が不完全な場合慢性化し、治療が困難

2．髄膜炎菌（メニンゴコッカス）

・莢膜抗原により９群に分類

[流行性脳脊髄膜炎]（法定伝染病）：鼻咽喉粘膜から侵入

3．モラクセラ属

・ブランハメラ属を統合

結膜炎、肺炎、気管支炎

4．ベイヨネラ属

・腸内常在菌

C．グラム陰性好気性桿菌

・端在性の鞭毛・ブドウ糖非発

1．シュードモナス属

緑膿菌

- 単毛性・芽胞、莢膜無し
- 各種色素（[ピオシアニン]、ピオルビン、フルオレシン）を産生
- ムコイド（アルギネート）産生
- 抵抗性が強い（幾つかの消毒薬、紫外線、抗生物質）

病原性

日和見感染

一次感染症の治療後、菌交代現象として定着

外毒素A（エクソトキシンA）産生

緑膿菌類縁のシュードモナス属

［セパシア菌］が特に抵抗性が強い

日和見感染、菌交代症

鼻疽菌

馬から感染、人からは創傷感染

リンパ節の腫脹から敗血症、死亡率高い

- モルモットによるストラウス反応
- 内毒素による［マレイン反応］

類鼻疽菌

東南アジアに多い、重篤な敗血症をおこす

2．ブルセラ属

マルタ熱菌、ウシ流産菌、ブタ流産菌の3種

- 球桿菌・芽胞、鞭毛無し・CO2で発育促進
- 家畜に流産を起こさせる・人に乳汁、尿から接触感染
- ［波状熱］（不規則な発熱）

3．ボルデテラ属
    百日咳菌
        ・小卵円形・鞭毛、芽胞無し・Ⅰ相は莢膜を持ち溶血を示す
        ・［ボルデー-ジャングー］培地に発育
        ・百日咳毒素産生（Ⅰ相）
    百日咳の原因菌
        ・飛沫感染・病後終生免疫、母体から免疫を受けないので、乳児でも発症
        ※成分ワクチンが用いられている（Ⅰ相死菌より副作用が少ない）

4．フランシセラ属
    野兎病菌（Francisella tularensis）
        ・野うさぎの野兎病（ペスト様の症状）の原因菌
        ・人に経皮的に感染、ダニによる媒介感染
        ・リンパ節の腫れ・腸チフス様の症状

5．レジオネラニューモフィラ
        ［在郷軍人］病（呼吸困難を伴う肺炎）
        ・空調の冷却水で増殖

D．グラム陰性通性嫌気性桿菌
  1．腸内細菌科
        グラム陰性桿菌、芽胞なし
        病原性菌は[乳糖]非分解
    大腸菌
        ・芽胞、莢膜なし、周毛性・乳糖分解
        小腸下部から下に多く常在（この部分以外に侵入すると病原性に）
    病原性
        尿路感染　　膀胱炎、腎盂炎、尿道炎
        胆嚢炎
        下痢
        病原性大腸菌
        腸管侵入性大腸菌（EIEC）

腸管病原性大腸菌（ＥＰＥＣ）
　　　毒素原性大腸菌　　（ＥＴＥＣ）
　　　腸管出血性大腸菌（ＥＨＥＣ）
　　　腸管付着性大腸菌（ＥＡＥＣ）
　　　シトロバクター・フロインディイ
　　　食中毒
チフス、パラチフス（Ａ、Ｂ）菌
　　・１～３μｍ×０．５μｍ・[周毛]性、活発に運動・普通の培地によくはえる
　　・乳糖非分解・[胆汁]を好む…胆嚢に保菌する
病原性
　　腸チフス、パラチフス、
　　法定伝染病、経口感染
　　腸壁のリンパ節に侵入、増殖し血流に入り菌血症、発熱、[バラ疹]
　　[ウィダール]反応、病後免疫は終生
サルモネラ
　　・Ｏ抗原、Ｈ抗原で分類（約１７００種）
　　・Ｖｉ抗原（莢膜様抗原）がある
　　ゲルトネル菌、ネズミチフス菌、ブタコレラ菌、ヒナ白痢菌、トンプソン菌
　　チフス菌もこの一種、チフス菌と同様の性質
病原性
　　[食中毒]（急性胃腸炎）
赤痢菌
　　・[鞭毛]なし（他の腸内細菌は鞭毛あり）
　　・普通の培地に生える
　　・ＡからＤの４群に分類
　　・乳糖非分解（Ｄ群は遅分解）
病原性
　　赤痢、疫痢（小児の急性中毒症状：神経障害、循環器障害）
　　少量の粘血便を頻回に排出
クレブシエラ
　　肺炎桿菌…肺炎、胆道、尿路感染、髄膜炎
日和見感染

セラチア
- 霊菌…紅色の色素産生
- 日和見感染

プロテウス
- 遊走性あり
- [ワイル-フェリックス]反応に利用（リケッチア症の診断）

ペスト菌（Yersinia pestis）
- ・卵円形
- ・芽胞、鞭毛なし、莢膜様エンベロープをもつ・[双極]染色性
- ・寒天培地には生えるが、血液、血清を含むもので発育がよい
- ・ネズミから[ノミ]により媒介感染

病原性
- 腺ペスト、肺ペスト
- ※[肺ペスト]は飛沫感染する、致命率は９０％をこえる
- 腸炎エルシニア　食中毒の原因菌

2．ビブリオ科

コレラ菌
- ・もともとは東南アジアの風土病・グラム陰性
- ・コンマ状（一端に一本の鞭毛）・普通の培地に生える
- ・[アルカリ]性でもよく発育（ｐＨ７．８～８．４）
- ・血清学的に、[稲葉]、[彦島]、[小川]型に分類
- ・コレラ紅色反応：コレラ菌培養ペプトン水に硫酸を加えるとインドール反応陽性

病原性

コレラ
- [米のとぎ汁]様の便、脱水症状から昏睡状態へ
- ※毒素非産生コレラ菌は法定伝染病とならない

エルトール菌（エルトールビブリオ）←→アジア型（古典型）
- 溶血毒を産生性など幾つかの生物型のちがうコレラ菌の一種
- 抗原性、臨床症状ともコレラと同様

腸炎ビブリオ
- ・グラム陰性・一本の鞭毛（活発に運動）・海水、海産の魚類に分布

・[食塩]が2～3％入った培地によく生える
・耐熱性と易熱性の溶血毒
耐熱性の毒素（ＴＤＨ）が下痢の原因と考えられる
神奈川現象：培地に適量の糖を加えると易熱性の毒素の産生がおさえられる
耐熱生毒素産生の判定に利用
類縁の菌
ＮＡＧビブリオ、ビブリオ・ミミカス、ビブリオ・フルビアリス
食中毒の原因菌

3．ヘモフィルス属
Ｘ因子、Ｖ因子を発育因子として要求する
インフルエンザ菌
上気道の常在菌
中耳、副鼻腔、上気道炎、小児の脳膜炎
軟性下疳菌軟性下疳の病原菌
[伊東反応]：死菌ワクチンを皮内に注射、遅延型過敏症反応

Ｅ．グラム陰性偏性嫌気性桿菌
1．無芽胞グラム陰性嫌気性菌
バクテロイデス-フラジリス：日和見感染
ポルフィロモナス-ジンジバリス：歯周疾患

Ｆ．グラム陽性無芽胞桿菌
1．乳酸菌属
乳酸（桿）菌（Ｌａｃｔｏｂａｃｉｌｌｕｓ）
・乳酸産生・非病原性
デーデルライン桿菌
・成人女性の膣内常在菌
・妊娠、慢性婦人病等で発育停止、溶レン菌等の感染
ビフィズス菌
・母乳栄養児の糞便中の９０％以上

2．リステリア属・エリジペロスリックス属
　　ステリア・モノサイトゲネス
　　　　・通常は鳥獣類の感染症
　　　　・リステリア症
　　髄膜炎、新生児、乳児の敗血症、心内膜炎、膿瘍
　　　　・血中に単核球の増加が特徴
　　ブタ丹毒菌（エリジペロトリックス・ルジオパチエ）
　　　　類丹毒（傷口から感染）

3．コリネバクテリウム属
　　ジフテリア菌
　　　　・長さ1〜8μm・グラム陽性桿菌・[異染小体]（[ナイセル]染色で染まる）
　　　　・血液寒天培地、[レフレル]の血清培地などに生える
　　　　テルル酸を加えた血液寒天培地（荒川培地）で保菌者から分離
　　　　（雑菌を抑える、黒灰色の集落）
　　　　[シック]毒素産生（主に迷走神経、横隔膜神経を侵す）
　　　　（心筋の変性、腎の出血、壊死を起こす）
　　　　ＡＤＰリボシル化酵素、蛋白質合成阻害
　　　　ルムアルデヒドでトキソイド化・・・予防接種
　　　　予防接種の副作用の試験・・・[モロニー]試験
　　　　（トキソイドによる遅延型過敏症反応）
　　　　・飛沫感染
　　病原性
　　ジフテリア
　　　　上気道に感染し、[偽膜]を作る（呼吸困難を起こす可能性）
　　　　毒素が吸収されると、心筋の障害、呼吸筋の麻痺
　　　　抗毒素血清療法が有効（ウマ血清）
　　　　菌型：重症型 gravis, 中間型 intermedius, 軽症型 mitis

4．マイコバクテリウム属
　　結核菌（Mycobacterium tuberculosis）
　　　　・グラム陽性桿菌

- 非常に抵抗性が強い、5%クレゾール水中で24時間、乾いた喀痰中で6～8ヵ月、直射日光で2時間

　熱には‥5分以上煮沸で死滅
- 抗[アルカリ]、抗[アルコール]性・鞭毛、芽胞、莢膜なし・非常に好気性
- [小川]培地、岡・片倉培地、キルヒナー培地、デュポス培地に生える
- 固形培地に集落を作るのに[4～8]週間かかる
- ヒト型、ウシ型が病原性あり（牛乳から感染の可能性）
- 予防接種：[ＢＣＧ]（ウシ型菌の弱毒変異株）、経皮接種
- [抗酸性]染色法、[チール＝ニールセン]法で調べる
- [ツベルクリン]反応：精製ツベルクリン（ＰＰＤ）を皮内注射

病原性

　肺結核症

　　開放性結核（排菌）、閉鎖性結核（排菌無し）

　　臓器、組織に結核症、遠隔諸臓器結核症
- [ストレプトマイシン]、ＰＡＳ、ＩＮＨ、カナマイシンの併用療法

癩菌（M. leprae）
- ヒトとアルマジロにのみ感染・癩の病原体・抗酸性
- 癩の結節型の病巣から菌が見られる…※結節型と非結節型に区別
- 鼻汁や潰瘍分泌物から[接触]感染・スルホン剤により完全治癒可能
- [レプロミン]反応（光田抗原、ダルメンドラ抗原）

非定型抗酸性菌（群）（Atypical Mycobacterium）
- 肺結核症と似た病変
- 抗結核薬の効果が弱い

5．放線菌

 アクチノマイセス属

  ・非抗酸性

  ・膿中に[ドルーゼ]（黄色顆粒状の菌塊）

  ・[放線菌]症（皮膚に膿瘍、内蔵に感染）

 ノカルディア属

  ・嫌気性、一般に抗酸性

  ・ノカルジア症（放線菌症に似た症状、まれに肺に感染）

 ストレプトマイセス属

  ・ストレプトマイシン産生

G．グラム陽性芽胞形成桿菌
 1．バシルス属
  炭疽菌（脾脱疽菌）（Ｂａｃｉｌｌｕｓ　ａｎｔｈｒａｃｉｓ）
   ・生体内で長い連鎖状
   ・D-グルタミン酸ポリペプチドからなる莢膜
   ・ウシ、ヒツジの敗血症…人へ創傷、経気道、経口感染→悪性膿胞から敗血症
   ・肺炭疽、腸炭疽は致命率が高い
  枯草菌
   腐敗の原因、病原性なし
  セレウス菌
   一般に非病原性、ときに[食中毒]をおこす
   ・下痢毒、嘔吐毒を産生
 2．クロストリジウム属

酸素を遮断しないと発育しない

チオグリコール酸塩培地、流動パラフィンを重層した肝片加肝臓ブイヨン(肝肝ブイヨン)、

嫌気瓶に入れたツァイスラー血液寒天培地で培養

破傷風菌（Ｃｌｏｓｔｒｉｄｉｕｍ　ｔｅｔａｎｉ）

- 0.4～1.2×4～8μm、グラム陽性桿菌
- 周毛性、芽胞を形成する（[太鼓ばち]型）
- 外毒素産生：神経毒（テタノスパミン：破傷風毒素）
- [トキソイド]による予防接種（単独、三種混合）
- 創傷部から接触感染

芽胞が深い刺傷から感染すると体内の嫌気的条件下で芽胞が発芽増殖する

病原性

破傷風：致命率約５０％

毒素で神経が侵されると顎、頸部の筋肉の痙攣から全身の強直性痙攣

＊抗毒素血清による血清療法

外傷治療の際、予防接種を行うことがある

ボツリヌス菌（C. botulinum）

- 他のクロストリジウムより抵抗性が強く１００℃で３～５時間
- 嫌気的条件下で外毒素産生：Ａ～Ｇ型毒素、神経毒

ＡＢＥＦが人に病原性（毒力ＡＢ＞ＥＦ）

欧米ではＡ、Ｂ型、日本では[Ｅ]型が多い

存在する毒物中、最強の毒力

食中毒…外毒素による神経症状が激しく死亡率高い、治療困難

ボツリヌス多価ウマ[抗毒素血清]による早期治療

ガス壊疽菌群

ウェルシュ菌、セプチクス菌、ノーブィ菌、ヒストリチクス菌、ゾルデリ菌

- 外毒素産生・[トキソイド]による予防接種・創傷部から接触感染
- この菌群の混合感染で、外毒素による組織の壊死（壊死巣を切除）

[食中毒]（ウェルシュ菌Ａ型、腸管毒産生）

クロストリジウム・ディフィシル

抗菌薬投与に伴う偽膜性大腸炎

H．スピロヘータ　…ラセン形

1．ボレリア属

　　回帰熱ボレリア

　　　　・シラミ、ダニによって感染

　　　　・3～10日潜伏期、3～5日有熱期、いったん下熱、

　　　　　4～10日後再び有熱期、3～10回繰り返す

　　ライム病ボレリア

　　　　・マダニによって感染

　　　　・発熱、皮疹、心筋炎、髄膜炎

2．トレポネーマ属

梅毒トレポネーマ

・0.2×8～14μm　8から14個のラセン・活発に運動（ラセンによる）

・性交その他により接触感染

・コロンブスのアメリカ大陸発見以来全世界に広がる

・ワッセルマン反応、TPHA、FTA-ABSで診断

病原性

梅毒

皮膚、粘膜から接触感染

潜伏期間：１０～３０日間

第１期　硬性下疳－感染部に潰瘍

　　　　１～３ヵ月　血中に侵入、全身へ（無症状）

第２期　皮膚に細かい発疹、粘膜に平らな丘疹（扁平コンジローマ）

染後約３年まで　臓器へ侵入（再び無症状）

第３期　臓器のゴム腫、皮膚の潰瘍、血管、神経の病変

初期の不完全な治療で菌が体内に残ると、

数～十数年後中枢神経を侵す

☆病巣中のトレポネーマは検出困難

第４期　変性（晩期、晩発）梅毒　脊髄癆、進行性麻痺

梅毒の感染した女性が妊娠すると胎盤から胎児に感染、

死産、流産。出産すると、４～５才に第３期症状（先天梅毒）

治療：ペニシリンの反復大量投与

その他のトレポネーマ属

3．レプトスピラ属

ワイル病（黄疸出血性）レプトスピラ

ネズミの尿から感染

秋疫Ａ、Ｂ、Ｃ型レプトスピラ

Ｉ．スピリルム

1．スピリルム属

鼠咬症スピリルム

2．カンピロバクター属
　　キャンピロバクター
　　　　粘血便性下痢
　　　　食中毒
3．ヘリコバクター属（ピロリ）
　　慢性胃炎、胃潰瘍

J．リケッチア
　　発熱、発疹
　　　　昆虫が媒介（ダニ、ノミ、シラミ）
　　　　免疫蛍光法、補体結合反応、ELISA
　　　　イル-フェリックス反応
　　　　発疹チフス　（シラミ）
　　　　発疹熱　　　（ネズミノミ）
　　　　ツツガムシ病（ツツガムシ）
　　　　日本紅斑熱　（マダニ？）
　　　　その他

K．クラミジア
　　トラコーマクラミジア
　　　　トラコーマ・封入体結膜炎
　　　　タオル、指、産道から接触感染
　　　　性病性（鼠径）リンパ肉芽腫（第四性病）、非淋菌性尿道炎（ＮＧＵ）
　　　　性行為により感染
　　　　オウム病クラミジア
　　　　トリ病、オウム病（肺炎）
　　　　☆人獣共通感染症

L．マイコプラズマ
　　原発性非定型肺炎（マイコプラズマ肺炎）
　　　　4年に1度の流行
　　　　淋菌性尿道炎

＜ウイルス＞

特徴

 小さい
 ＤＮＡ，ＲＮＡウイルスがある
 エンベロープ
 ふ化鶏卵培養、組織培養

診断

 ウイルス検出
 血清反応－血清中の抗体の有無を調べる。
 ウイルス中和試験
 赤血球凝集抑制反応
 補体結合反応
 蛍光抗体法
 素免疫測定法
 ジオイムノアッセイ
 抗体を調べるものがほとんど

＜ウイルス各論＞

A. ＤＮＡウィルス

 1.ポックスウィルス科

  比較的大型、レンガ状粒子、染色によって顕微鏡で観察できる
  パッシェン小体（痘瘡基本小体－ウィルス粒子）、グアルニエリ小体（細胞質内封入体）

 痘瘡（天然痘）ウィルス

  天然痘：ＷＨＯの痘瘡撲滅計画によって 1979 年に絶滅
  痂皮、膿汁による接触感染
  抵抗性：低温、乾燥、フェノールに抵抗性
  予防　：痘苗による種痘
  伝染性いぼウイルス
  伝染性軟属（軟疣）腫（みずいぼ）：直接接触感染、タオルなどによる間接感染
  小児に多い、ＳＴＤでもある

2. ヘルペスウィルス科

　　正二十面体、エンベロープ有り

　　潜伏感染（主に神経節）、日和見感染をおこす

　単純ヘルペスウィルス

　　口唇ヘルペス、角膜ヘルペス、陰部ヘルペス、脳炎、髄膜炎

　　１型（上半身に潜伏）、２型（下半身に潜伏）がある

　　治療：イドクスウリジン(IDU)、アシクロビル(ゾビラックス)、ビダラビン(ara-A)

　水痘－帯状疱疹ウィルス

　　初感染で水痘（水ぼうそう）、潜伏ウィルスの活性化による再発で帯状疱疹

　　成人の初感染でしばしば重症

　　治療：イドクスウリジン(IDU)、アシクロビル(ゾビラックス)

　サイトメガロウィルス

　　アジアでは生後１～２年で初感染→不顕性感染（臓器に潜伏）

　　未感染妊婦の初感染→TORCH症候群（先天性奇形）

　　日和見感染（肺炎）

　　治療：ガンシクロビル

　ＥＢウィルス

　　伝染性単核症

　　バーキットリンパ腫、上咽頭癌

　ＨＨＶ－６

　　乳児の突発性発疹

3. アデノウィルス科

　　４１の血清型、発病しない感染が多い

　１～７型

　　咽頭炎、感冒、乳幼児下痢症

　３、７型

　　夏風邪、プール熱

　８、１９型

　　はやり眼（流行性角結膜炎）

　４０、４１型（腸管アデノウィルス）

　　下痢

4. パポーバウィルス科

 動物の腫瘍ウィルス

  ヒトパピローマウィルス：偏平疣贅、尋常性疣贅、尖形コンジローム、子宮頸癌

  ＪＣウィルス：進行性多巣性白質脳症（ＰＭＬ）－免疫不全で発症

5. パルボウィルス科

 下痢の病原体

  パルヴォＢ１９：伝染性紅斑（リンゴ病）

6. ヘパドナウィルス科

 Ｂ型肝炎ウィルス（後述）

B. ＲＮＡウィルス

 1. オルトミクソウィルス科

  粒子表面に赤血球凝集素（ヘマグルチニン）とノイラミニダーゼ

  紐状のヌクレオカプシド

  インフルエンザウィルス

   Ａ、Ｂ、Ｃ型に分類（エンベロープとヌクレオカプシドの抗原性による）

   Ａ型は世界的に大流行、ヘマグルチニン１３種、ノイラミニダーゼ９種で亜型に分類

   Ａ、Ｂ型は８本、Ｃ型は７本のヌクレオカプシドに分節

   感冒症状から上気道、肺炎、細菌感染を誘発すると危険

   予防：多価ワクチン接種

 2. パラミクソウィルス科

  ムンプス（流行性耳下腺炎）ウィルス

   飛沫感染、耳下腺の腫脹、疼痛

   思春期以後の成人に精巣炎（→男性不妊）、卵巣炎

   予防：生ワクチンの任意接種（ＭＭＲ三種混合ワクチンは中止）

  麻疹ウィルス

   飛沫感染、７～１２日の潜伏期、発熱、コプリック斑、全身に発疹、再発熱

   まれに肺炎、脳炎、亜急性硬化性全脳炎（ＳＳＰＥ）

   予防：生後１２～７２ヵ月に弱毒生ウィルスワクチン接種

  パラインフルエンザウィルス

   １～３型、上気道感染症

RSウィルス

乳児肺炎、気管支炎－２０～４０％がＲＳウィルスによる

3. ラブドウィルス科

狂犬病ウィルス

犬、猫の咬傷で伝染、ほとんど全ての哺乳動物に病原性

潜伏期３週～半年、発熱、興奮、狂躁期（嚥下困難、咽喉筋痙攣、恐水病）

予防：犬の予防接種

治療：発症前にワクチン接種、発症後は治療不可

4. ピコルナウィルス科

ポリオウィルス

急性灰白髄炎（ポリオ）

経口感染、１０００人に１人の割合で麻痺

予防：ポリオ生ワクチン（セービンワクチン）、不活化ワクチン（ソークワクチン）

コクサッキーウィルス

Ａ群２４型、Ｂ群６型

ヘルパンギーナ：Ａ群、発熱、咽頭に小水疱、潰瘍

手足口病：Ａ１６型及びエンテロウィルス７１型、手足口に水疱

流行性筋痛症：Ｂ群、胸痛、腹筋痛

無菌性髄膜炎：Ａ、Ｂ群他、細菌以外の髄膜炎

エコーウィルス

上気道炎、夏季下痢症、無菌性髄膜炎（４、６、９型）

急性出血性結膜炎ウィルス

エンテロウィルス７０型、アポロ病

ライノウィルス

風邪、冬～春期に多い

ヘパトウィルス

Ａ型肝炎ウィルス（後述）

5. レオウィルス科

ロタウィルス：小児下痢症

6. トガウィルス科

節足動物（カ、ダニ）により媒介（風疹、Ｃ型肝炎以外）

日本脳炎ウィルス
　　カが媒介、２０００人に１人の割で発症、３０％死亡、1／3後遺症
　　予防：不活化ワクチン接種、カの駆除
黄熱ウィルス
　ネッタイシマカにより媒介
　カの駆除、弱毒生ワクチン
デング熱ウィルス
　デング出血熱、致命率３０〜５０％
風疹ウィルス
　三日ばしか、冬から春に流行
　妊娠３ヵ月以内に感染すると先天性風疹症候群（奇形）
　　予防：弱毒生ワクチン－女性には結婚前に接種、妊婦には×、接種後２ヵ月は避妊を
Ｃ型肝炎ウィルス（後述）

7. ブニヤウィルス科
　節足動物媒介性（カにより媒介）
　ハンタンウィルス：腎症候性出血熱

8. コロナウィルス科
　かぜ症候群、冬から春にかけて
　SARS（重症急性呼吸器症候群）
　MERS（中東呼吸器症候群）
　COVID19（新型コロナウイルス感染症）

9. アレナウィルス科
　リンパ急性脈絡髄膜炎ウィルス：無菌性髄膜炎
　ラッサ熱ウィルス：西アフリカのノネズミからヒトへ、致命率が高い
　国際伝染病

10. レトロウィルス科
　　逆転写酵素を持つ、動物のＲＮＡ腫瘍ウィルス
　成人Ｔ細胞性白血病ウィルス（ＨＴＬＶ－１）
　成人Ｔ細胞性白血病（ＡＴＬ：九州、四国南部、紀伊半島に多い）
　　白血病発症率は低い
　　母乳、精液、輸血により感染

ヒト免疫不全ウィルス（ＨＩＶ）
   Ｔリンパ球（ヘルパー／インデューサーＴ細胞）に感染
   抗原変異が頻繁に起こる
   数年間の潜伏期間、無症候性キャリアー、ＡＩＤＳ関連症候群→発症
   日和見感染、悪性腫瘍（カポジ肉腫）、痴呆症
   血液製材、輸血、性行為、垂直感染（産道、母乳）によって感染

11.その他のウィルス

肝炎ウィルス
   Ａ～Ｅまでが確定

Ａ型肝炎ウィルス（ＲＮＡ：ピコルナウィルス科）
   経口感染（特にカキなどの生の魚介類）
   潜伏期５～４０日、発熱、黄疸、肝腫脹

Ｂ型肝炎ウィルス（ＤＮＡ：ヘパドナウィルス科）
   輸血、性行為、垂直感染（産道）で感染（３才以下で感染するとキャリアーに）
   潜伏期６０～１６０日、発熱、黄疸、慢性肝臓疾患（肝硬変、肝癌）
   ＨＢｓ、ｃ、ｅの３つの抗原蛋白質がある
   予防：ＨＢｓ抗原による成分ワクチン

Ｃ型肝炎ウィルス（ＲＮＡ：フラビウィルス科）
   輸血により感染、慢性化しやすい

Ｄ型肝炎ウィルス（ＲＮＡ）
   つねにＨＢＶと共存
   ＨＢの劇症化、症状悪化の原因

Ｅ型肝炎ウィルス（ＲＮＡ：カリシウィルス）
   経口感染
   プリオン？
   亜急性海綿状脳症
   バクテリオファージ
   細菌に感染するウィルス

<リケッチアとクラミジア>
   リケッチア病
      発熱、発疹
      虫が媒介

            強い病後免疫

            ワイル＝フェリックス反応

            発疹チフス

            発疹熱

            ツツガムシ病

            その他

        クラミジア

            オウム病クラミジア

            吸入により、肺炎。（オウム病は鳥の病気）

    トラコーマクラミジア

    トラコーマ

        封入体結膜炎

        タオル、指、産道から接触感染

        性病性（鼠径）リンパ肉芽腫（第四性病）

        性行為により感染

＜真菌＞

    真菌－かび、酵母

        至適温度－２５～３０℃

        培養－サブロー培地

        表在性真菌症

    白癬症

        いわゆる、水虫、田虫、など

    皮下真菌症

        皮下膿瘍、潰瘍、リンパ節腫脹

        スポロトリクム－シェンキー

    全身性真菌症

        アクチノミセス、ノカルジア症

        放線菌症－皮膚、内臓に化膿性炎症

        カンジダ症

        日和見感染の原因菌－免疫不全症、糖尿病患者に診られる

        鵞口瘡、外因膣、皮膚、爪、肺カンジダ症

        クリプトコッカス症

日和見感染－ノミの糞便中にある

　　肺炎様の症状、髄膜炎

　　アスペルギルス症

　　耳に慢性炎症

　　肺に肉芽腫性病変

ヒストプラズマ症

　　肺炎様症状、粘膜、消化器に潰瘍－北米に多い

ムコール症

　　日和見感染

　　外耳炎、気管支炎、肺、脳、消化器ムコール症

14.免疫のしくみ

ホメオスタシス（恒常性）

全身を支配しているもの

- 神経系
- 内分泌系（ホルモン）
- 免疫システム

免疫とは？

1. 異物を攻撃
2. 記憶
3. 特異性

白血球の分類

```
                    ┌─ 好酸球
          顆粒球 ────┼─ 好塩基球
                    └─ 好中球

白血球 ──┬─ リンパ球 ──┬─ Tリンパ球（細胞）.....細胞性免疫
         │             │                         傷害
         │             └─ Bリンパ球（細胞）.....体液性免疫
         │                                       抗体
         └─ 単球（マクロファージ）
```

名前の由来は発生学的に付けられました。

- T cell → Thymus（胸腺）由来

  細胞性免疫を担う

- B cell → Bone marrow（骨髄）由来

  体液性免疫を担う

通常の外来性の抗原が侵入した場合

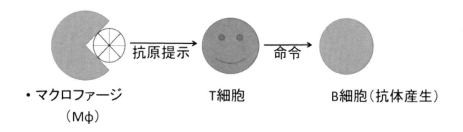

内在性の抗原の場合

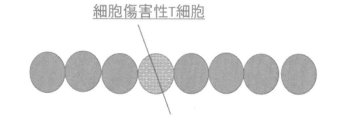

＜抗原とは＞

抗体を作らせるもともなる微生物細胞内の特殊な物質

タンパク質、多糖類、脂質など分子量約1万以上の物抗原

抗体を作らせるもとになる微生物細胞内の特殊な物質

ハプテン (hapten)

免疫原性を欠き、反応原性のみをもつ抗原つまり、特異抗体と反応はするが、抗体やリンパ球の増殖や分化を誘導しない性質を持つ物質

不完全抗原（incomplete antigen）とも呼ばれる脂質や核酸などの分子量数百以下の低分子　　ハプテン　＋　キャリアタンパク　→　完全抗原

＜抗体とは＞

生体内に侵入した微生物に反応してできる特殊な蛋白質

γ-グロブリンが変化してできる免疫グロブリン

IgM(初期)

IgG(主)

IgA(体液、血清)

IgE(アレルギー)

IgD (不明)

<既往反応>
　　抗体産生能の記憶　（記憶 B, T 細胞）
<抗原抗体反応>
　　抗体を含む血清と抗原とが結合する反応

<抗体のはたらき>

①抗原抗体反応に伴う抗微生物作用

　1)タンパク質の場合は、沈降反応をおこす。

　2)定着因子（付着素や線毛）と結合して定着を阻害する。

　3)鞭毛と結合して最近を不動化する。

　4)ウイルスと結合してウイルスの細胞内侵入を防ぐ。

　5)毒素と結合して毒素を中和する。（中和反応）

　6)細菌と結合して凝集反応をおこす。

②抗体と補体の共同作用

　主に抗原抗体複合体の処理

　1)古典経路による活性化（抗原抗体複合体による）で細胞傷害を引き起こす。対象によって、溶菌反応、溶血反応、細胞傷害反応が起こる。

　2)さらに活性化された補体は、C5a となり、細胞の走化性因子となる。

　3)補体結合反応（補体の消費によって抗体の有無を見る。

③抗体と食細胞の共同作用

　オプソニン作用（好中球やマクロファージによる異物の貪食を促進する作用）によって抗原と結合した抗体は、食細胞による食菌作用をたすける。

<沈降反応>

試験管内、ゲル内 etc

沈降原＝抗原、沈降素＝抗体

原理

　抗原と抗体の両者をほぼ等量で混合すると**抗原抗体複合体**が凝集して不溶物（沈降物）を作る。

これは、抗原抗体反応の最初に観察された現象の一つである。

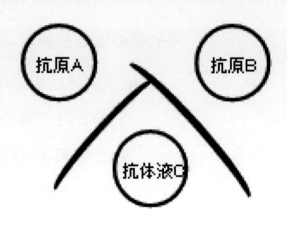

<毒素抗毒素反応：毒素の抗原抗体反応>

⇒外毒素の毒性がなくなる⇒治療に応用

- 抗毒素＝外毒素に対する抗体
- 綿状反応：試験管内での毒素抗毒素反応

<外毒素による診断反応>

ディック反応：猩紅熱
←溶血レンサ球菌の発赤毒
　（ディック毒素）
陽性：抗体無し

ディック反応

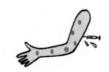

陽性：抗体無し　　　陰性：抗体あり

シック反応:ジフテリア
←ジフテリア菌の発赤毒
　(シック毒素)
陽性：抗体無し

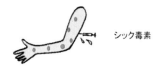
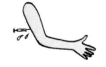

シュルツシャルトン消退現象

<トキソイド（予防）>
外毒素にホルマリンを加えて放置
⇒毒性　×
　抗毒素を作る働き　○
破傷風、ジフテリアの予防

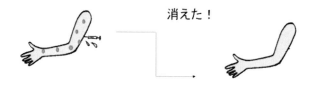

<血清療法（治療）>
抗毒素を患者に注射
破傷風、ジフテリア、ガス壊症、ボツリヌス中毒、
ハブやまむしの咬傷(噛まれた傷)の治療

<凝集反応>
細菌、赤血球、抗原を吸着させた
カオリンやコロジオンの粒子と抗体との反応

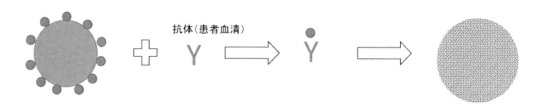

凝集原：粒子状の抗原、凝集素：抗体

1. ウィダール反応：腸チフス、パラチフス A,B

    患者の血清+既知のチフス菌

2. ワイルーフェリックス反応：リケッチア

    (発疹チフス、発疹熱、ツツガムシ病)

    患者血清中の凝集素、プロテウスX

    ＋菌液(プロテウスX 19,2,k)

血液型

- ABO式：AB凝集原と抗AB凝集素の組み合わせ
- Rh式：アカゲサルの赤血球に対する

	赤血球	血清
A型 40%	A	抗B抗体
B型 20%	B	抗A抗体
O型 30%	なし	抗A抗体 抗B抗体
AB型 10%	A B	なし

亜型
H など

ウサギの抗血清(凝集素) +Rh因子

クロスマッチテスト（交差適合試験）

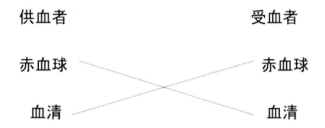

供血者　　　　　　　　受血者

赤血球　　　　　　　　赤血球

血清　　　　　　　　　血清

Rh血液型

父　Rh＋　　　　母Rh－

　　　第一子（Rh＋）→生まれる→母の体内に抗Rh抗体ができる。
　　　　↓
　　　しかし、Rh＋の子供の妊娠を繰り返すと？？
　　　次に生まれるRh＋を持つ子供は母の抗Rh抗体と反応する。
　　　　↓
　　　新生児溶血性貧血、黄疸

対策

母に抗　抗Rh＋抗体　抗体　を注射！

クームス試験がある。
　子の赤血球・母の血清を調べる検査法

(細胞)溶解反応

抗原抗体反応後、補体の作用で細胞が溶解

抗原が菌： 溶菌反応

赤血球： 溶血反応

パイラェル現象：コレラ

モルモットの腹腔内でのコレラ菌とその抗血清との反応

<溶血反応を応用した検査方法>

・補体結合反応：補体による赤血球の溶血反応の応用

抗原＋抗体＋補体・×・赤血球＋溶血素⇒－

抗原×抗体・×・補体＋赤血球＋溶血素⇒＋(溶血)

・ワッセルマン反応：梅毒

カルジオリピン抗原＋梅毒抗体＋補体

その他ウイルス、リケッチア性疾患の診断に応用

<過敏現象>

過敏症反応：正常よりも過敏な免疫(抗原抗体)反応

組織傷害を伴い、生体に不利に働くことが多い

アレルギー：抗原抗体反応の結果として起こる過敏状態

数分〜数時間：即時型←体液性免疫(抗体)

1-2日後：遅延型←細胞性免疫(感作リンパ球)

過敏症の分類

即時型	Ⅰ	アナフィラキシー型反応	IgE,ある種のIgG
	Ⅱ	細胞傷害性反応	IgG, IgM ※補体必要
	Ⅲ	アルサス反応 IgG, IgM	※補体必要
遅延型	Ⅳ	遅延型過敏症反応感作リンパ球	

＜即時型アレルギー＞

Ｉ型アレルギー（アナフィラキシー型）

異種蛋白の注射→抗体産生・・・・2-3週間抗体 Max

肥満細胞、好塩基球に親和性のある IgG, IgE

再度注射→細胞表面で抗原抗体反応

→セロトニン、ヒスタミン等分泌→即時型反応

※治療：抗ヒスタミン剤

全身アナフィラキシー

静脈内に抗原を注射

局所(皮内)アナフィラキシー

皮内に抗原を注射

臓器アナフィラキシー：シュルツーデール反応

リンゲル液中で臓器に抗原を作用

アレルギー　　　　　　　　　食物アレルギー

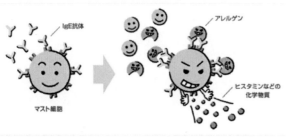

1. 花粉などに感作→IgE抗体
2. 肥満(マスト)細胞と結合→抗原と出会うのを待つ。
3. 再び出会うと、抗原抗体反応→シグナルが送られる。
4. くしゃみ・鼻水の素が分泌
5. 全身で起こると、アナフィラキシーショック！

トレランス（免疫寛容）
通常、経口投与された物は、異物と認識せず、免疫は働かない。

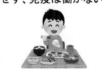

トレランスの破綻で、食物アレルギーは起こる。

Ⅱ型アレルギー（細胞傷害型）

異常な免疫反応のため、補体が矢じり状に抗原を攻撃

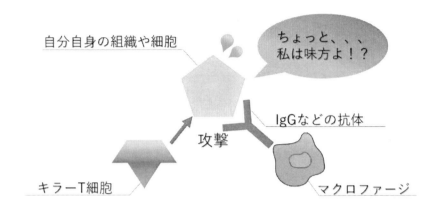

Ⅲ型アレルギー（アルサス反応）

アナフィラキシーと違って、細胞親和性の無い抗体(IgG,IgM)による皮内抗原抗体反応

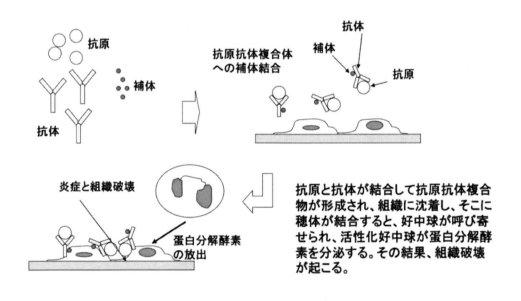

抗原と抗体が結合して抗原抗体複合物が形成され、組織に沈着し、そこに補体が結合すると、好中球が呼び寄せられ、活性化好中球が蛋白分解酵素を分泌する。その結果、組織破壊が起こる。

＜血清病＞

血清療法で注射された血清(抗体)に対する抗体による抗原抗体反応

予防：眼反応、皮内反応で過敏性の有無を確かめる

脱感作：少量の血清を,約一時間おきに反応を見ながら注射する

除滅　必要ならば副作用の治療にエピネフリン、アトロピン、ヒスタミン剤、強心剤等を投与する

＜薬剤によるアナフィラキシー＞

酵素製剤、ホルモン、ペニシリン等が抗原となりアナフィラキシーを起こす

例：ペニシリンショック

※血清病同様、皮内反応などを行なう

＜アレルギー性疾患＞

即時型アレルギーが原因で起こる疾患

アレルゲン：アレルギー疾患の抗原

レアギン：アレルゲンに対応する抗体(IgE)

＜プラウスニッツ・キュストナー(P-K)反応＞

1：アレルゲンを患者の皮内に注射

2：患者血清を健康な人に注射

→24hrs後、皮内にアレルゲンを注射→発赤

<遅延型アレルギー>

Ⅳ型アレルギー

抗原を再投与後ある程度時間を経過した後反応が現れる．(24-48hrs)

抗原の再投与(皮内等)→感作リンパ球と抗原の結合→

各種活性因子(リンホカイン)の産生放出→

マクロファージ集合、定着、活性化→血管拡張、発赤、腫脹

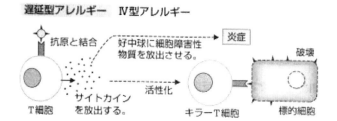

ツベルクリン反応…結核

マレイン反応…鼻疽(馬)

伊東反応…軟性下疳

レプロミン反応…らいの病型

ブルセリン反応…ブルセラ(ブルセラ属の感染、不規則な発熱(波状熱))

フライ反応…鼠径リンパ肉芽腫症(第四性病)

　　　　　　外陰部の潰瘍、鼠径リンパ節の腫脹

モロニー反応?…ジフテリア

免疫不全による感染症

日和見感染

健康なヒトにビルレンスの強い病原体が感染を起こすこととは異なり，何らかの原因で抵抗力が低くなり，これにつけこんで正常では病原性をもたない微生物（いわゆる平素無害菌）が感染し，これによって起こった感染症を日和見感染 opportunistic infection という。病院内感染，菌交代症と共通したところがある（図1-22）。このような感染を起こす病原体を日和見病原体 opportunistic pathogen という（表1-14）。

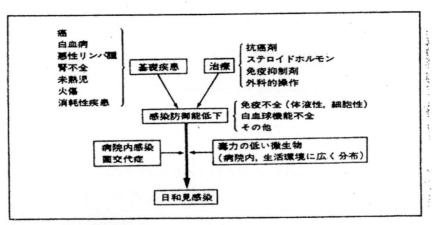

図1-22 日和見感染の成立

表1-14 主な日和見病原体

1. 細　　菌：緑膿菌をはじめとするブドウ糖非発酵グラム陰性桿菌，セラチア，クレブシエラ，エンテロバクター，大腸菌などの腸内細菌，ブドウ球菌，バクテロイデス，ノカルジアなど
2. 真　　菌：カンジダ，アスペルギルス，クリプトコッカス，ムーコルなど
3. 原　　虫：ニューモシスチス・カリニ，トキソプラズマ・ゴンディなど
4. ウイルス：サイトメガロウイルス，ヘルペスウイルスなど

15.無菌操作　滅菌と消毒

殺菌：微生物を短時間で殺すような働き

　　　：生きた微生物が全くいない状態(　　無菌状態)を作ること

皆殺し　商業的無菌

　　　：対象中の病原微生物だけを殺す

防腐：食品中の微生物が一定数以上に増殖する

　　　のを防止する

＜物理的方法による殺菌＞

熱、光、音波、浸透圧、ろ過など

1. 熱

 a. 乾熱滅菌

160℃1時間または180℃20-30分

ガラス器具、金属

 b. 火炎滅菌、焼却滅菌

 c. 蒸気滅菌　コッホの蒸気釜

水蒸気100℃　30′〜1時間

芽胞は生き残る

 d. 煮沸消毒　沸騰水浴中　15-30分

1-2%の炭酸ナトリウムを加えると、殺菌効果増強、金属の防錆

シンメルブッシュ煮沸消毒器

 e. 高圧蒸気滅菌　オートクレーブ

121℃2気圧15-20分

芽胞を含めほとんど全て死滅

 f. 間欠滅菌

①100℃15分②室温（この間に芽胞が生える）を繰り返す。

g.低温間欠滅菌(パスツリゼーション)

ビタミン(60-70℃)、タンパク質(80-90℃)

牛乳　高温瞬間殺菌 2秒130℃

2.ろ過　除菌

細菌濾過器(陶器)

メンブレン(フィルター)をビーカーの底のおく

熱で変性、分解される物の滅菌

エアゾールフィルター、ペーパーフィルター

※ウイルスは通過

3.放射線

イオン化放射線、X線、α(プロトン)線、β(電子)線、γ線、中性子線

医薬品、医療器具

じゃがいもの芽、ソラニン

4.紫外線（光）uv

260-280nm(波長)　可視光線 340nm以上

反対は赤外線

手術室、クリーンベンチ、無菌室、直射日光

5.ガス滅菌

エチレンオキサイドガス（EOG)

引火性があるので、CO2と混合気として使う

ホルムアルデヒドガス→シックハウス症候群(毒性)

6.高浸透圧による防腐

原形質分離を起こし発育が止まる

つけもの

　（注）腸炎ビブリオ（好塩菌）は増殖し食中毒の原因になる

※100℃10分で生き残る微生物（耐熱性）

1.細菌芽胞・真菌胞子

2.血清肝炎ウイルス　B型.C型.（D：欠損ウイルス）B型の劇症化、症状悪化のため

3.ブドウ球菌腸管毒（エンテロトキシン）

＜化学的方法による滅菌＞

1. 重金属

    水銀

    銀（硝酸銀）クレーデの点眼→現在は抗生物質

    母親が淋菌（STD 性行為感染症）にかかっている場合、産道で感染する可能性がある。生後 30 分以内に点眼しないと淋菌性結膜炎で失明する場合がある。

2. ハロゲン

    塩素系　主に水の消毒（飲料水、プール）

    さらし粉

    次亜塩素酸ナトリウム（薬品）

    クロラミン

    ハイター

    ヨウ素系

    人体にのみ効果がある。

    有機溶媒に溶けている。

    ヒトの細胞の浸出液により、ヨウ素が流出することで殺菌効果あり

    ・ヨードチンキ　（イソジン）

    ヨウ素がアルコールに溶けている

・ルゴールはアルコール以外の有機溶媒に溶けている。

使い方は同じ

3. フェノール（タンパク変性効果）

 ヘキサクロロフェン

 手指に使える

 クレゾール

 殺菌効果は強い

 臭いが強い

 やや毒性あり

4. アルコール

 エタノール

 70％でのみ殺菌効果

 イソプロパノール

 50％：使い方は同じ

5. アルデヒド

 ホルムアルデヒドはガスにして家屋、部屋の消毒に使用

 グルタルアルデヒド（B型肝炎にも効く）

 医療器具

6. 界面活性剤

 逆性石鹸

 陽イオンを帯びている→殺菌力

普通石鹸と混ぜると効果なし

石けん

両性界面活性剤

陰イオンを帯びている→洗浄力

両性界面活性剤

一つの分子の中に+と-両方もつ

普通石鹸と混ぜると殺菌効果がなくなる。

7. クロルヘキシジン

ヒビテン

緑膿菌には弱い

一般細菌、真菌に効果がある

手洗いの基本

石けんでよく洗って、必ず水分を拭き取ってから消毒薬という順番

※消毒は予防のため、外を汚染しているものに対して使う

薬剤は、宿主に寄生した菌を殺す

フェノール係数

・フェノール（石炭酸）は現在、限られた感染症以外は用いられていない。

・効果が安定しているため、対象の消毒薬の効果を調べるのに用いる。

・希釈法　x2．x4．x8….対象の消毒薬も同じように希釈して効果を比較

・MIC（最小発育阻止濃度）チフス菌を使う

・薄い濃度で効果があれば優れた薬

化学療法剤（抗生物質：天然由来）

選択毒性を目指しているが、1.副作用 2.臓器障害 3.菌交代症 4.耐性菌の出現がある。

MIC(最小発育阻止濃度)

10 μg／1ml 以下有効

発育阻止円の半径

高い希釈率で効果がある方がよい

細菌性食中毒

病因	感染源	原因となる食品等
サルモネラ属菌	畜肉、鶏肉、鶏卵	卵加工品、食肉など
腸炎ビブリオ	生鮮魚介類	刺身、寿司、弁当類
病原性大腸菌	人、動物の腸管	飲料水、サラダなど
カンピロバクター	ニワトリ、ブタ	鶏肉、飲料水など
ウェルシュ菌	人、動物の腸管	シチュー、カレーなど
ブドウ球菌	手指の化膿	シュークリーム、おにぎりなど
ボツリヌス菌	土壌、動物の腸管	真空パック、ソーセージ

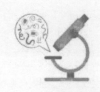

Salmonella属
サルモネラ

腸内細菌科

O（多糖）抗原、H（鞭毛）抗原、K（莢膜）抗原により2,000種類以上存在する。

様々な動物に分布

全身感染

Salmonella Enteritidis

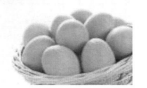

Vibrio parahaemolyticus
腸炎ビブリオ

ビブリオ科 ≠ 腸内細菌科
海出身で食塩に耐性
魚介類に分布

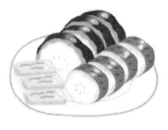
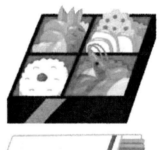
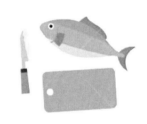

Escherichia coli（*E. coli*）
病原性大腸菌

- 腸内細菌科
- O（多糖）抗原、H（鞭毛）抗原、K（莢膜）抗原により分類される。
- 代表的なO157（腸管出血性大腸菌）
- **vero**毒素産生
- 牛肉、生野菜

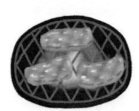
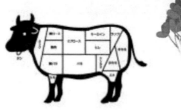
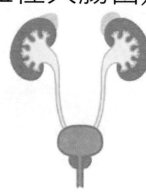

Clostridium perfringens
ウェルッシュ菌

嫌気性菌
芽胞を作る。
動物の腸管、土壌に分布
カレーやシチューなどが原因
調理後、室温で放冷した事例が多い。
『加熱済食品は安心』という考えがウェルシュ菌による食中毒の発生原因

Campylobacter jejuni /coli
カンピロバクター・ジェジュニ/コリ

- **微好気性菌**
- 不完全な加熱の食肉（特に鶏肉）
- 飲料水

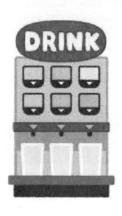
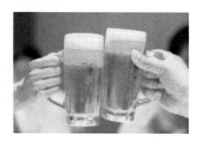
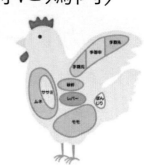

Clostridium botulinum
ボツリヌス菌

嫌気性菌
芽胞を作る。
毒素が産生される。
この毒素は、現在知られている自然界の毒素の中で最強の毒力があると言われている
嚥下困難（物を飲み込みづらくなる）などの神経症状、重症では呼吸麻痺により死亡

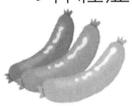
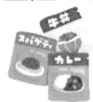
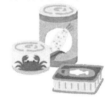

Staphylococcus aureus
黄色ブドウ球菌

顕微鏡で見ると、ぶどうの房状
動物の皮膚、腸管、ホコリの中にも存在
食品中でエンテロトキシン（耐熱性腸管毒）産生
*怪我をしていると調理に携われません！

微生物学

2023年10月12日　初版発行

著者　彭　徳子

発行所　株式会社　三恵社
　　　　〒462-0056　愛知県名古屋市北区中丸町 2-24-1
　　　　TEL 052-915-5211　FAX 052-915-5019
　　　　URL https://www.sankeisha.com

本書を無断で複写・複製することを禁じます。乱丁・落丁の場合はお取替えいたします。
©2023 Noriko Paeng　　　ISBN 978-4-86693-864-6 C3045